ESSAI

SUR CETTE QUESTION

D'ÉCONOMIE MÉDICALE:

« Convient-il qu'un Malade soit
« instruit de sa situation ? »

PAR F. D. BUDAN, Médecin.

Vera ipsi dicere conaberis.....
Ne magnoperè mentiaris.
(Galien.)

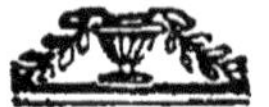

A PARIS;

De l'Imprimerie de la Bibliothèque Médicale, rue
des Prêtres-St.-Severin.

An XII. (1803.)

PROFESSEURS

MM.

CHAUSSIER, . . DUMÉRIL , . .	*Anatomie et Physiologie.*
FOURCROY , . . DEYEUX, ...	*Chimie médicale et Pharmacie.*
HALLÉ , ... DESGENETTES,	*Physique médicale et Hygiène.*
LASSUS , ... PERCY , ...	*Pathologie externe.*
PINEL, ... BOURDIER, . .	*Pathologie interne.*
PEYRILHE , . . RICHARD , . .	*Histoire naturelle médicale.*
SABATIER , . . LALLEMENT, .	*Médecine opératoire.*
PELLETAN , . . BOYER , ...	*Clinique externe.*
CORVISART, . . LEROUX , . . .	*Clinique interne.*
DUBOIS, . . . PETIT-RADEL,	*Clinique de l'Ecole, dite de perfection- nement.*
LEROY , . . . BAUDELOCQUE,	*Accouchemens, Maladies des Femmes, Education physique des Enfans.*
LECLERC, . . . CABANIS, . . .	*Médecine légale, histoire de la Médec.*
THOURET, . .	*Doctrine d'Hippocrate, et Histoire des cas rares.*
SUE , ...	*Bibliographie médicale.*
THILLAYE , . .	*Démonstration des drogues usuelles et des Instrumens de Médecine opératoire.*

Par délibération du 19 Frimaire an 7, l'Ecole a arrêté
que les opinions émises dans les dissertations qui lui sont
présentées, doivent être considérées comme propres à leurs
auteurs ; qu'elle n'entend leur donner aucune approbation,
ni improbation.

A

L'Illustre Auteur

DE LA NOSOGRAPHIE

PHILOSOPHIQUE,

Comme un foible témoignage de la reconnoissance qui lui est due par son Disciple,

F. D. B.

ESSAI

SUR CETTE QUESTION :

« Convient-il qu'un malade soit
« instruit de sa situation ? „

Un préjugé, trop répandu peut-être, exige
que, dans une maladie grave, le médecin cache
soigneusement au malade sa situation : on prétend même faire preuve d'humanité et d'atten-
tion pour l'infortuné qui se trouve dans ce cas,
en le laissant arriver, sans qu'il s'en apperçoive,
jusqu'aux portes du tombeau. Ce préjugé, plus
digne de femmelettes que d'hommes de courage ou de ces femmes fortes dont la fin du
dernier siècle vient d'offrir tant de modèles, me
semble dicté par une humanité mal entendue,
par une amitié que j'ose dire barbare, et dont
j'avoue que, pour mon compte, je desire vive-
ment ne jamais éprouver les effets. Je fonde
cette manière de voir et de sentir sur les ré-
flexions suivantes.

A.

I.

L'intérêt général de la société, celui des familles et des individus, les principes les plus universellement reçus en Morale, proscrivent l'opinion que je combats. Le cri du genre humain tout entier s'élève contre elle : si nous pleurons le soldat mort pour la patrie, nous frissonnons d'horreur au spectacle d'un malheureux frappé de la foudre, ou terrassé par une violente attaque d'appoplexie ; tant il est vrai que l'homme répugne moins à une fin soudaine qu'à une mort imprévue ! L'œil et l'oreille des malades semblent conjurer tout ce qui les entoure de leur faire connoître la vérité ; eh ! quel est l'homme de l'art, si éloigné qu'il soit de la franchise envers les autres, qui se trouvant à son tour aux prises avec la maladie, ne sente et n'exprime le même desir ?

Que fera le médecin dans cette conjoncture ? Suivra-t-il, repoussera-t-il ce préjugé qui érige la dissimulation en principe ? L'homme de l'art est homme avant tout, et l'on peut appliquer au parfait médecin ce que Ciceron a dit du parfait orateur : c'est un homme de bien, habile dans l'art de guérir ; *vir bonus*, medendi *peritus*.

Il aura donc égard aux considérations tirées de l'intérêt de la société, et des lois de la morale. Il ne sauroit leur refuser son assentiment, puisqu'il est vrai pour tout Moraliste, quelle que soit la base sur laquelle il prétende fonder ses maximes, que la santé, la vie même ne sont pas les biens les plus précieux pour l'homme, et que l'honneur, la justice, la vertu lui doivent être plus chers encore.

Quel sera donc le médecin, assez ennemi d'un malade pour ne le pas mettre, avec prudence toutefois, à portée d'accomplir tout ce que peuvent demander de lui ces généreux sentimens ? Que de motifs, trop longs à détailler ici, se réunissent pour qu'on ne le laisse pas dans une illusion perfide ! (1)

II.

Mais hâtons-nous d'arriver aux considérations

---

(1) « Je serois tranquille, disoit Mirabeau dans sa « dernière maladie, si l'on m'avoit laissé remplir un « important devoir. Songez que le sort d'un grand « nombre de personnes en dépend ». Il fit demander M. de Mautort, son notaire. « J'ai, disoit-il, plusieurs « obligations impérieuses pour ma conscience, et « chères pour mon cœur ». (*Récit de la maladie et de la mort de Mirabeau*, par M. Cabanis).

médicales qui interdisent la dissimulation , et disons que les oracles des maîtres de l'art sont dans un heureux accord avec les principes que nous venons d'énoncer. Hippocrate et sur-tout Galien sont formels sur ce point : ces illustres personnages , si versés dans la science du prognostic, ne connoissoient pas un meilleur moyen de gagner la confiance des malades , que celui de les instruire de leur état passé , présent et *à venir* : « Nihil eorum quæ futura sunt dissimu- « lans » dit Galien , qui s'est particulièrement étendu sur cet article de l'économie médicale ; ce n'est que vis-à-vis d'un malade *stupide* et *craintif* , qu'il souffre quelque *légère* altération de la vérité. Qu'on me permette de le laisser parler lui-même.

« Si prudentem hominem hunc , præterea
« non timidum esse cognoveris, vera ipsi di-
« cere conaberis, nihil eorum quæ in morbo
« futura sunt subtrahens , neque dissimulans.
« At si stultum atque timidum, omnia ea qui-
« bus ipse meliori animo futurus sit dicito,
« NEQUE TAMEN MAGNOPERÈ MENTIARIS. Quod
« si interdùm ob *extremam* laborantis formi-
« dinem, ipsi certam salutem polliceri *coactus*
« fueris, egressus saltem ejus curam gerentibus
« vera dicito. »

Ces dernières paroles ont pour objet de conserver la réputation du médecin, et sans doute aussi d'empêcher que ceux qui entourent le malade ne prennent le change sur sa situation, et de les mettre à portée de régler là-dessus leur conduite et la sienne : nous reviendrons ailleurs sur ces communications du médecin avec les assistans, et nous continuerons la citation commencée.

« Ipsis quoque laborantibus, etsi maximè
« timidis, ne (ut apertè mentientes faciunt) sa-
« lutem polliceri tentato, nisi illud addideris in
« primis, sanitatem quidem affuturam, omnia
« ipso rectè agente et medicorum præceptis
« obtemperante. Ita enim neque ille animum
« despondebit, et tu *plerumque vera retu-*
« *leris* : nàm plurimi periculosi morbi ægrotos
« medicis morem haud gerentes necant, quan-
« dò quidèm *perpauci admodùm mortiferi*
« *sunt*, Si neque medicus errat, neque minis-
« tri, neque aliud quidquam extrinsecùs fortuitò
« noxium inciderit. » (*Commentaires sur le*
6e. *livre des épidémies* : Sect. 2. -- 43.)

Cette marche tracée par un des plus habiles maîtres dans l'art de gouverner les malades, exige un médecin dont la conduite soit ferme et

éclairée ; qui n'aille point au jour le jour ; sachant appercevoir par les premiers développe-
mens de la maladie quel sort attend le malade ,
et se trompant assez rarement, parce qu'en général , les maladies ont un cours réglé que le
médecin doit s'étudier à reconnoître presque
aussi sûrement que l'astronome connoît celui
des astres , s'il veut avoir un juste droit à la confiance.

Combien il seroit plus commode de tenir la
conduite contraire ! Il n'y a qu'à toujours dire
que tout va bien ; qu'on ne voit pas de quoi
s'inquiéter. Si l'évènement le confirme, on l'a-
voit bien dit ; et si le malade tourne mal , on
n'avoit ainsi parlé que pour ne pas l'effrayer,
ni un père ou une mère , un époux, une épouse,
ou des enfans, &c. Bien plus, on pourroit,
malgré cela , se faire une réputation : tel médecin qui n'aura rien connu à une maladie, et
qui n'a pas su prévenir un accroissement d'in-
tensité auquel il étoit en son pouvoir de s'oppo-
ser, ouvre les yeux au dernier instant, sonne
l'alarme, et la prolonge, lors même que le péril est passé, parce qu'il n'en sait pas mieux dis-
tinguer l'éloignement que la venue. Il y aura
plus de gens peut-être qui devront la vie au mé-

decin de la première espèce, beaucoup moins qui croiront la lui devoir ; et peut-être effecti-vement en comptera-t-il bien peu qu'il aura ra-menés de la mort à la vie, parce que le plus grand nombre, graces à ses soins, n'aura pas été exposé à revenir de si loin. Mais dût-il ne pas avoir pour lui la vogue, il ne consentira ja-mais à flatter dangereusement ses malades.

I I I.

Le péril de cette flatterie a été très-bien si-gnalé par Galien qui en distingue de deux sortes.

Il est d'abord à craindre que des malades ber-cés de fausses espérances ne tombent ensuite dans un abattement beaucoup plus grand, lors-qu'ils voyent le mal s'aggraver, ou seulement se prolonger au-delà de ce qu'on leur avoit promis. « Quicumque in periculosis morbis plus « quam deceat ægrotantes hilares et bonæ spei « plenos reddunt, in multò majorem conjiciunt « tristitiam se quentibus diebus, cum aut in pejus « morbus cecidisse videtur, aut ultrà promissa « medicorum producitur. »

Et en second lieu, ces hommes qu'on a tant rassurés, sont exposés à commettre beaucoup d'imprudences, et s'inquiétent peu d'exécuter

les ordonnances du médecin. « Quin et plures
« homines confisi perindè ac si sine periculo
« ægrotent , medicis non obtemperant ».
(*Voyez le commentaire déjà cité sur le* 6e.
livre des épidémies.)

Il faut avouer cependant qu'aujourd'hui l'excès même du mal a servi, dirai-je de remède ?
non, sans doute, mais à produire un effet tout
contraire sur l'esprit des malades. Ils sont tellement accoutumés à toutes ces belles paroles,
qu'ils ne les prennent plus que pour de vaines
formules. C'est ainsi qu'une conduite dictée
par le desir de les tranquilliser, va directement
contre le but qu'on a paru se proposer.

Au lieu de véritables consolateurs dans ses
souffrances, le patient ne voit que des trompeurs
dans ce qui l'environne : il peut se livrer, et ne
se livre que trop souvent à des angoisses, à une
perplexité continuelle, qui aggravent, prolon-
gent ou compliquent son mal. Les auteurs qui
ont écrit sur les maladies, ont constamment
rangé les oscillations du système nerveux parmi
les causes qui produisent les plus funestes effets
sur l'économie du corps humain. « Dans les
« temps, dit Hippocrate, où le froid et le chaud

« se font alternativement sentir en un même
« jour, il faut s'attendre à des maladies autom-
« nales », c'est-à-dire suivant lui, « aux ma-
« ladies les plus pernicieuses de toutes ». (*Aph.*
4 *et* 9. *Sect.* 3_e.) Ne deviendront-elles pas
également pernicieuses, celles où des infortunés
abandonnés à eux-mêmes , auront subi l'influence des variations extrêmes de la sensibilité,
au lieu de passer graduellement par les diverses
nuances qui conviennent à leur situation.

Voilà donc où aboutissent tous ces prétendus
ménagements des médecins flatteurs ! Ils veu-
lent tranquilliser, et ce qu'ils disent ne sert qu'à
inquiéter davantage. Ce qu'il y a de plus déso-
lant , c'est que leurs malades ne sont pas les
seules victimes : cette sorte d'inquiétude est
contagieuse , et il suffit qu'un malade ait vu un
certain nombre de médecins se conduire ainsi ,
pour se croire aussi trompé par le sien. Disons-
le : c'est une opinion presque générale ; elle a
passé dans l'esprit des gens instruits autant et
plus que dans celui du vulgaire. « Les méde-
« cins ! les médecins ! » s'écrioit Mirabeau ,
près de mourir : et par qui se croyoit-il trompé ?
par un médecin, *son ami intime,* qui raconte
lui-même le fait , (*Monsieur le professeur et*

sénateur Cabanis, dans son écrit sur la maladie de son ami).

Ainsi les sentiments pénibles dont on a vainement cherché à préserver un nombre d'individus toujours extrêmement petit, se reversent, pour ainsi parler, d'une manière plus ou moins fâcheuse sur la généralité des malades ! Ainsi l'homme de l'art, le plus sincère, a le déplaisir de voir trop souvent suspecter sa véracité ; et peut-être se trouvera-t-il forcé de se faire une réputation toute opposée à celle d'un flatteur, pour obtenir qu'on ait quelque degré de confiance dans les propos consolants qu'il sera presque toujours dans le cas d'adresser à un malade, ou à ses alentours.

Qu'on ne s'y trompe donc pas ; le véritable consolateur, celui dont les discours rassurans sont les plus propres à faire de l'effet, est précisément le médecin que son malade connoîtra pour un partisan de la franchise. Du moment que ce dernier sera convaincu qu'il peut régler sa sécurité sur celle que le médecin fait paroitre, on peut affirmer qu'il s'en trouvera beaucoup mieux et qu'il sera infiniment moins sujet à concevoir des inquiétudes mal fondées.

I V.

Et en effet, si nous passons de la considération des individus à celle des choses , c'est-à-dire , des malades aux maladies , que verrons-nous en général dans celles-ci, qui ne nous porte à adopter une marche franche ? Dans le nombre de celles qui sont graves, même périlleuses, il en est *très-peu de mortelles* , S1 , etc. « Perpauci « admodùm mortiferi » , dit Galien : ensorte que la plupart du temps , on peut assurer que l'homme le moins alarmé de la situation d'un malade est le médecin dont le coup-d'œil a sçu apprécier en lui les ressources de l'énergie vitale. Presque toujours dans ces cas-là , le malade gagneroit à échanger l'opinion qu'il a pu se former de son état par lui-même , contre cellé qu'il partageroit avec son médecin. Qui ne sait en effet combien des symptômes alarmants aux yeux du patient et de ceux qui l'environnent, le sont peu pour l'homme de l'art ? Aussi me garderai-je bien d'adopter une distinction qu'on seroit tenté d'établir , d'après la présence où l'absence du danger dans la maladie. Admettre cette distinction , c'est détruire dans l'esprit du malade toute la confiance que je voudrais y faire naitre en faveur du médecin et à l'avantage du malade même, qui retombe pour lors dans le tourment de l'incertitude ; ne sachant pas si son mal n'est pas de ceux dont le danger autoriseroit envers lui une conduite pleine de dissimulation. La seule maxime que je me permettrois de professer est que s'il faut légèrement dissimuler en quelques circonstances, ce ne peut être, pour me servir des expressions de l'auteur que j'ai cité, qu'envers des malades *stupides* et *craintifs* ; qualités qu'il est rare qu'un malade reconnoisse en soi : d'où il suit qu'il ne sera point tenté de penser qu'on veuille lui faire l'application de cette maxime. En un mot, c'est plutôt sur l'individu que sur la maladie même que le médecin doit régler sa conduite en cette matière.

<h2 style="text-align:center">V.</h2>

Mais cette franchise, si recommandée, n'est-elle pas susceptible de produire dans l'esprit du malade des impressions fâcheuses, propres à aggraver le mal ?

A cela je pourrois d'abord répondre qu'en admettant même, en quelques circonstances qui ne peuvent être que peu nombreuses, ces prétendues suites de la franchise, il faut aussi faire entrer en ligne de compte les suites non

moins funestes et très-réelles de la dissimulation;
il faut opter entre une crainte concentrée dans
un très-petit nombre de malades, et cette inquiétude qui se répand sur la totalité, en n'épargnant
pas même la petite minorité.

Mais j'ajoute que ces prétendus effets sinistres
d'une conduite franche qui, je le répète, n'ex-
clut point la prudence, sont le plus souvent
chimériques ; et quoiqu'il ne puisse entrer dans
le plan de cet essai, de parcourir ici toutes les
maladies, nous pouvons les envisager d'une manière générale sous trois rapports, selon qu'on
y remarque excès, défaut ou anomalie de
l'action vitale. S'il y a excès, la crainte peut
être avantageuse en devenant un véritable remède asthénisant. Y a-t-il défaut? plus il est no-
table, et moins la crainte a de prise sur le malade, dont la sensibilité devient obtuse au point
que les assistans sont beaucoup plus affectés de
sa position qu'il ne l'est lui-même. Et enfin dans
les cas d'anomalie, je ne connois rien de plus
fatal pour le malade que ces oscillations inquiè-
tes et continuelles de la crainte à l'espoir, fruit
de la défiance que la dissimulation du médecin
entretient en lui : je pense qu'il se trouveroit
bien mieux d'avoir affaire à cet homme de l'art

qui , précédé d'une réputation de franchise et se trouvant par là en possession de sa confiance , sauroit régler les écarts de son imagination et graduer ses sentimens , en sorte que la plus vive appréhension ne survînt pas brusquement au plus fort du danger.

D'ailleurs l'expérience des siècles , les pratiques civiles et religieuses d'un grand nombre de peuples offrent une masse imposante de faits qui prouvent qu'en général on n'empire pas le sort des malades en les avertissant de leur situation , fût-elle des plus dangereuses. En effet a-t-on jamais remarqué que les maladies prîssent un plus mauvais caractère dans les pays où ces pratiques sont en usage, et que la mortalité y fût plus grande ? N'avons-nous pas souvent entendu dire que tel individu à toute extrémité , avoit fait son testament, que tel autre avoit été administré , et qu'un jour ou deux après ils se trouvoient hors de danger ? Il n'est peut-être guère de ville où l'on ne cite quelque médecin qui , soit par principes , soit par caractère , se distingue par une franchise quelquefois même un peu trop brusque ; et l'on ne voit point qu'ils en soient moins recherchés , ni qu'ils perdent pour cela un plus grand nombre de malades.

Je ne crois pas que l'on puisse assimiler à de

vaines théories ces points de vue généraux que je
viens de présenter ; ce sont des résultats de faits
que chacun a pu être à portée d'observer, et qui
feroient le sujet de récits sans nombre. Conten-
tons-nous de cette naïve description de Montaigne qui nous retrace dans sa propre histoire celle
d'une infinité de malades (1) :

« Nature même nous prête la main et nous
« donne courage : si c'est une mort courte et vio-
« lente, nous n'avons pas loisir de la craindre ;
« si elle est autre, je m'apperçois qu'à mesure
« que je m'engage dans la maladie, j'entre na-
« turellement en quelque dédain de la vie. Je
« trouve que j'ai bien plus à faire à digérer cette
« résolution de mourir quand je suis en santé,
« que quand je suis en fièvre : d'autant que je
« ne tiens plus si fort aux commodités de la vie,
« à raison que je commence à en perdre l'usage
« et le plaisir, j'en vois la mort d'une vue beau-
« coup moins effrayée ». Voyez aussi dans une
des Dissertations de M. le professeur et sénateur
Cabanis, quelle étoit son apathie pendant la pé-
riode du froid dans l'accès fébrile : cette apathie ne se remarque-t-elle pas plus ou moins
dans les diverses affections adynamiques ?

----

(1) Essais de Montaigne, l. 1, c. 19.

Quant à la nullité du danger qui résulteroit de la crainte , dans les affections où l'action vitale se prononce avec excès , je me permettrai de citer ce seul fait consigné dans *l'art des accouchemens* de M. le professeur Baudeloque :

» Une femme aussi robuste que bien consti-
» tuée . . . procura par son indocilité l'occasion
» de bien observer les effets de l'obliquité de la
» matrice, lorsqu'on ne la corrige pas à propos...
» Rien ne pouvant convaincre cette femme de la
» nécessité de rester couchée horisontalement et
» de supporter la présence du doigt, elle de-
» meura tantôt assise , et tantôt debout, se li-
» vrant inconsidérément aux efforts qu'elle
» pouvoit faire , toutes les fois qu'elle ressentoit
» des douleurs... La portion de la matrice pous-
» sée en avant , étoit lisse , luisante , tendue ,
» merveilleusement injectée , et couverte d'un
» lacis admirable de vaisseaux. Elle devint d'une
» si grande sensibilité , que la femme ne pou-
» voit plus supporter le plus léger attouche-
» ment , et tout le bas-ventre paroissoit menacé
» de la même inflammation , et tellement dou-
» loureux , que les vêtemens devenoient incom-
» modes. La fièvre s'allumoit et les idées com-
mençoient

« mençoient à s'aliéner, malgré quelques sai-
« gnées, lorsqu'un incident heureux rendit la
« femme assez docile pour écouter les sages
« conseils qu'elle rejettoit depuis 48 heures, et
« pour permettre qu'on fît ce qu'on vouloit ten-
« ter dès le commencement. Intimidée par la
« présence inopinée de deux hommes de loi,
« revêtus de leurs robes, elle se mit au lit....
« elle se délivra dans un quart d'heure.... Les
« suites des couches furent des plus simples. »
(*Art des accouchemens, tome I. page* 155.
3 . *Edition.*)

Cette femme dût ainsi son salut à la frayeur
inopinée qui lui causa l'apparition de ces robes
noires. Supposons que cet évènement, pur effet du hazard, eût été proposé par une sorte de
stratagême, combien ne se seroit-on pas récrié
sur les funestes suites de la peur ? Et cependant
ici tout son effet fut de rendre la malade docile,
et peut-être de la préserver d'une péritonite.

Des cas semblables ne sont pas les seuls où la
crainte, loin d'être dangereuse, seroit susceptible de produire un effet avantageux. Dans cette
maladie, par exemple, qui est la terminaison
de tant d'autres, la *fièvre hectique*, la satisfac-
tion du malade, son espoir toujours renaissant

B

sont considérés par le docteur Falconer comme contribuant à accroître la consomption, et à accélérer le terme fatal : il demande s'il ne seroit pas avantageux de contrarier cet effet par l'influence de la crainte. Darwin, en rapportant cette opinion de Falconer, cite un fait qui semble venir à l'appui : il s'agit d'une phtisie héréditaire. Le sujet étoit un habile médecin, âgé de 27 ans, sujet à la toux depuis l'âge de puberté, et par fois au crachement de sang. Sa maladie commença dans l'hyver de 1783 à 1784, par une péripneumonie qui fut suivie de la fièvre hectique. Outre que le malade, en sa qualité de médecin, avoit connoissance de son danger, cette connoissance étoit rendue encore plus alarmante par des circonstances particulières : sa mère et son grand-père étoient morts de cette maladie ; une de ses sœurs, âgée de 17 ans, venoit d'y succomber l'année précédente ; pendant cet hyver même, deux autres sœurs en furent atteintes. Le desir de faire ses derniers adieux à l'une d'elles, lui fit entreprendre un voyage en Ecosse ; mais, le jour même de son arrivée, on la portoit en terre. Certes, ici l'affliction et la crainte devoient se réunir en un haut dégré, chez ce malade; voyons quels furent les funestes effets de ces affections tristes.« Son

» attente de la mort, dit Darwin, étoit telle
» qu'il n'en étoit plus ému ; conformément à
» cette loi générale de la nature, par laquelle
» l'homme se soumet paisiblement à une des-
» tinée qu'il prévoit et qu'il juge inévitable. »
Néanmoins le malade ne négligea pas les moyens curatifs ; il employa sur-tout l'exercice du
cheval recommandé par Sydenham ; et tel en
fut le succès, que la fièvre hectique cessa vers le
commencement de l'automne de 1784, quoi-
que la maladie ait eu des suites pendant plusieurs
années. (*Zoonomie de* DARWIN ; tome II. 3ᵉ.
Edition, pages 474 et suivantes.)

V I.

On a donc beaucoup exagéré les effets de la
crainte qu'on prétend devoir résulter de la franchise. Au surplus, il faut ici que le médecin
fasse, ou par lui-même, ou indirectement, selon les conjonctures, et qu'il fasse bien, ce qui
presque toujours ne se feroit pas moins sans lui,
mais se feroit plus mal. J'en appelle, quant à
l'obligation dont il s'agit, au célèbre Aphorisme Iᵉʳ., où après avoir exprimé avec une
précision si énergique les autres difficultés de
l'art, comme pour écarter un inepte et profane
vulgaire, le père de la Médecine ajoute celle-ci

qui n'est pas la moins désespérante : « que ce
« n'est pas assez pour le médecin, dans cette
« triste scène, de s'acquitter, comme il faut,
« de son propre rôle, mais qu'il est encore
« chargé de faire ensorte que les autres acteurs,
« soit le malade, soit ceux qui l'entourent, rem—
« plissent également bien le leur. »

La conduite des assistans doit donc être diri-
gée par le médecin : elle doit l'être spécialement
par rapport à l'objet dont il s'agit ici. Si par une
suite du système de flatterie et de dissimulation
trop souvent mis en pratique, le médecin étoit
condamné à recommander aux assistans de laisser entièrement ignorer au malade sa situation,
l'assurance qu'ils chercheroient à lui inspirer, ne
manqueroit guères d'être détruite par leur con-
tenance, par leur physionomie, par des entretiens à voix basse, dont quelquefois le malade
ne perd pas une parole, et qui ne servent qu'à
entretenir en lui le trouble et la méfiance, lorsqu'ils ont échappé, en tout ou en partie, à la
finesse de son ouie. L'excès des précautions dont
on use envers un malade, le silence même, et
d'autres fois la multiplicité des conseils que lui
prodiguent, avec un zèle peu éclairé, les personnes qui l'entourent, sont encore pour lui une

source d'anxiétés : « Où en suis-je , disoit Mi-
« rabeau dans sa dernière maladie , pour que les
« empiriques et les bonnes femmes croyent pou-
« voir s'emparer de moi ? » Puis donc que le
médecin , en usant de toute la dissimulation
dont il seroit capable , ne sauroit empêcher les
inquiétudes d'assièger le lit du malade , quel
meilleur parti lui reste-t-il à prendre que celui
d'être franc avec prudence , de l'accoutumer
par dégrés , s'il y a lieu , à envisager sa position
avec courage ou un esprit résigné. Inspirer ces
sentimens aux plus lâches , tel est le véritable
moyen de combattre la crainte et les effets nui-
sibles qui pourroient s'ensuivre ; tel est le but où
doit tendre l'art du médecin. Ainsi pensoit le
célèbre Baglivi qui ne croyoit pas qu'en ces
conjonctures l'habileté consistât à savoir dissimuler. « Non nulli morbos levissimos indignatione
« et impatientiâ in diuturnos aut lethales com-
« mutant. . . . Contrà alii morbos reverâ gra-
« vissimos strenuè superârunt, non aliâ prorsùs
« de causâ, quàm quod eosdem heroïcâ animi
« constantiâ et tranquillitate susceperunt. . . Et
« certè, si in aliis rebus humanis perferendis
« divina animi vis atque constantia necessaria
« est , in perferendis morbis non necessaria tan-
« tùm et utilis profectò est, sed ipsius curationis

» adjumentum. » (BAGLIVI , *Praxeos medicæ* lib. 1. cap. 14.)

Il peut y avoir des cas où le médecin juge préférable de faire parvenir la vérité au malade par l'entremise ou avec le concours des assistans : il doit alors les éclairer sur ce qu'ils auront à faire ou à dire, et leur donner les avis convenables pour qu'ils procédent avec mesure, aux heures, et dans les circonstances les plus favorables.

Dans la pratique actuelle la plus ordinaire , il semble que le médecin s'ouvre plus volontiers avec les assistans qu'avec les malades. Ce n'étoit pas la coutume de Galien , comme on l'a pu voir dans le passage que j'ai cité. Il ne paroît non plus que ce fût celle d'Hippocrate : si l'on en juge par le préambule de son traité du Prognostic , c'est auprès des malades mêmes qu'il s'expliquoit sur leur état présent et à venir. Aujourd'hui, l'exception admise par Galien , est presque devenue la règle : cependant ces communications indirectes par des agents intermédiaires, ne sont pas sans inconvénient, tant parce que les entretiens particuliers qu'il leur faut avoir avec le médecin, peuvent faire quel-

que peine au malade et lui donner de la méfiance, que parce que ces agents peuvent man-
quer des qualités requises intellectuelles et mo-
rales.

Quelque pénible qu'une idée puisse paroître,
il est un art pour la faire entrer paisiblement
dans l'esprit le moins disposé à l'accueillir : cet
art empruntera ici ses moyens de ceux de la
prudence en général, et aussi de la connoissance
particulière des loix de l'économie animale, en
ce qui concerne sur-tout la sensibilité. De tels
moyens devant varier suivant les individus et
les circonstances, ce seroit vouloir embrasser
l'infini que d'entreprendre de les décrire.

Disons néanmoins que s'il n'est point.....

« . . . . . de serpent, ni de monstre odieux,
« Qui par l'art imité ne puisse plaire aux yeux ».

il est fort à desirer qu'il se trouve pour le malade dont la vie est en danger, un consolateur
qui puisse ôter à la mort ces traits hideux sous
lesquels on se la représente d'ordinaire ; qui
parvenant à *enchanter* les derniers instans de la
vie, triomphe de la mort, et l'anéantisse, en
quelque sorte, aux yeux du mourant, en fai-
sant disparoître tout ce qu'elle offroit d'horri-

ble (1). L'expérience apprend que de semblables consolations ont été plus d'une fois goutées
sous la chaumière du pauvre , comme dans les
palais des princes. « Voilà mes vrais médecins »,
disoit le grand Condé près de son heure suprê-
me , en montrant les anges de paix dont les discours faisoient régner , dans l'ame du héros , un
calme délicieux. « Le trouble n'arrivoit pas dans
« l'asyle où il s'étoit mis » , dit Bossuet dans
l'oraison funèbre de ce prince. S'il n'est pas
donné à l'homme de l'art de remplir cette tou -
chante fonction , ne s'estimera-t-il pas heureux
de rencontrer près de son malade , un si puissant
auxiliaire , et pourroit-il s'aveugler au point de
ne voir en lui qu'un ennemi qui s'oppose aux
succès de la médecine et à la conservation du
malade ?

Ce n'est pas ainsi que la chose a été envisagée
par un de nos premiers magistrats dans le discours qu'il vient de prononcer , en recevant le
serment des légionnaires d'honneur. « Que les
« occasions se présentent , disoit le président du

---

(1) « Le remède du vulgaire , dit Montaigne , c'est
« de n'y penser pas : mais de quelle brutale stupidité
« lui peut venir un si grossier aveuglement ? » (*Essais* , l. 1 , c. 19).

« Tribunal d'appel, d'autres Belsunce, dans les
« ravages d'une épidémie, porteront aux mala-
« des abandonnés du médecin, les secours du
« cœur qui donnent la patience, rendent l'es-
« poir et souvent guérissent le corps ». (*voyez
la note à la suite de cet essai).

Par tout ce qui précède, je crois avoir suffi-
samment établi les vérités suivantes :

1°. Il convient qu'un malade soit instruit de
sa situation.

2°. La doctrine qui érige, dans les cas graves,
la dissimulation en principe, est contraire à celle
des premiers maîtres de l'art.

3°. Elle est nuisible à la généralité des malades, sans en excepter même le petit nombre en
faveur desquels on paroît l'avoir établie.

4°. On n'a rien communément à redouter
d'une prudente franchise, soit parce qu'il n'en
résulte pas dans l'esprit du malade une crainte
aussi vive qu'on se l'imagine, soit parce que
les effets de cette crainte peuvent ne pas aggraver le mal, ou même en certains cas devenir sa-
lutaires.

5°. Bien plus, la franchise connue du médecin est une qualité sans laquelle les propos les

plus rassurans ne peuvent parvenir à détruire les alarmes des malades.

6°. S'il est des cas où l'on puisse légèrement dissimuler, ce sera plutôt entre les malades qu'entre les maladies qu'il y aura lieu d'établir quelque distinction.

7°. Dans ces cas mêmes, il s'agit moins pour le médecin d'user d'une dissimulation qui est souvent loin d'atteindre son but, que d'inspirer au malade des sentimens de fermeté ou du moins de résignation.

8°. Le médecin peut, dans ces circonstances, recourir à des agens intermédiaires qu'il doit alors assister de ses avis, mais il est à desirer qu'il puisse s'expliquer directement auprès du malade même.

En conséquence, je tâcherai que l'opinion des malades qui me seront confiés, sur le plus ou moins de gravité de leur état, se rapproche autant qu'il sera possible, de celle que je m'en serai formée ; et j'espère qu'ils y trouveront leur avantage sous les rapports physiques autant que sous les rapports moraux.

N O T E.

On sait que M. de Belsunce étoit évêque de Marseille à l'époque de la peste qui s'y manifesta en 1720. Les magistrats de cette ville, ainsi que le Gouvernement, et Chirac, premier médecin du régent, s'efforcèrent d'accréditer l'opinion que ce n'étoit qu'une fièvre maligne ordinaire : les médecins et chirurgiens de Marseille crurent, de leur côté, qu'il falloit appeler la peste par son nom ; on peut voir ce que dit en leur faveur M. le professeur Pinel, tome Ier. de sa Nosographie. Sur une question semblable, je ne crois. pouvoir mieux faire que de transcrire les judicieuses observations du docteur Larrey, chirurgien en chef de l'armée d'Orient, lequel a su se préserver de l'erreur où auroit pu l'entraîner une sensibilité qui ne permet pas toujours de réfléchir assez profondément, ni de considérer un objet sous tous ses points de vue.

« J'ai remarqué, dit M. Larrey (1), que « l'affection morale aggravoit cette maladie, en

______

(1) *Relation historique et chirurgicale de l'expédition de l'armée d'Orient en Egypte et en Syrie.*

« facilitoit aussi le développement chez les per-
« sonnes qui en possédoient le germe et la faisoit
« contracter par les causes les plus légères ; mais
« quelque forte qu'ait été cette affection , les ef-
« fets n'ont pu être comparés à ceux résultant de
« la communication des individus sains avec les
« malades , ou aux effets du contact des objets
« contaminés. On a pu se convaincre de cette
« vérité par les ravages que la peste a faits , en
« l'an VIII , chez les fatalistes Musulmans ».

« Que l'on ne croie pourtant pas que le mot
« de *peste* ait beaucoup effrayé nos soldats. Ils
« étoient trop accoutumés à recevoir sans émo-
« tion toutes sortes d'impressions ; leur sensibi-
« lité morale et physique étoit, pour ainsi dire,
« émoussée par les chocs divers qu'elle avoit re-
« çus dans les pénibles campagnes qu'ils avoient
« déjà faites : *il eût donc été à désirer que dès*
« *les premiers jours de l'invasion de la peste,*
« *on eût presenté au militaire*, cependant sous
« les couleurs les moins défavorables, *le vrai*
« *caractère de cette maladie ; on eût diminué*
« *le nombre des victimes et rassuré bien plus*
« *vîte le soldat*, tandis qu'imbu de l'opinion
« qui fut répandue que cette maladie n'étoit pas
« pestilentielle, il n'hésitoit pas , dans le besoin,

« de s'emparer et de se couvrir des effets de ses
« compagnons morts de la peste : le germe pes-
« tilentiel ne tardoit pas alors à se développer
« chez ces individus qui subissoient tous le même
« sort. *Ce ne fut que lorsqu'ils eurent une con-*
« *noissance parfaite de cette maladie , que*
« *beaucoup s'en préservèrent* par les précau-
« tions qui leur furent indiquées ».

« C'est sans doute à l'ignorance de cette vé-
« rité qu'on doit attribuer les ravages que la peste
« fit à Marseille en 1720 , etc. »

La même ignorance fut également funeste
dans la peste de Moscow, en 1771 : « L'opinion
« favorable à la sécurité publique avoit prévalu
« parmi le plus grand nombre (dit le docteur
« Mertens, qui étoit de l'opinion contraire) ; il
« ne nous restoit que la conscience intime d'a-
« voir rempli avec sévérité nos devoirs à titre de
« médecins et de bons citoyens ».

AUTRES QUESTIONS.

I.

Aphorisme 1er. *d'*Hippocrate. — *Oportet autem non modò se ipsum exhibere quæ oportet facientem, sed etiam ægrum et præsentes et externa.* (Trad. adoptée par Lorry).

Traduction de M. Lefebvre de Villebrune. « Il faut que non-seulement le médecin « fasse ce qui est requis, mais qu'il fasse aussi « concourir le malade, ceux qui le soignent, « les choses externes à ce qui est nécessaire ».

Traduction du Dr. Gardeil. « Non-seule-« ment le médecin doit faire ce qu'il faut, mais « le malade, et les serviteurs et tous les en-« tours ».

Lequel des deux traducteurs français a le mieux saisi le sens de l'aphorisme ?

I I.

Section 2. *Aphorisme* 19. — *Acutorum morborum non omninò tutæ sunt prædictiones, neque mortis, neque sanitatis.*

Traduction du D^r. GARDEIL. « Dans les
« mal adies aiguës, les prédictions de vie ou de
« mort, ne sont jamais bien assurées ».

Traduction de M. de VILLEBRUNE. « Les
« prédictions sont presque toutes sûres dans les
« maladies aiguës, soit pour la vie, soit pour la
« mort ».

« D'autres, ajoute en note ce traducteur, pren-
« nent la négative avec absurdité, contre le sens
« de l'idiotisme : l'affirmative étoit vraie pour
« les anciens ».

Quel est le vrai sens de l'aphorisme ?

I I I.

Section 4. *Aphor.* 43. —— *Febres quæcum-
que non intermittentes, tertia die vehemen-
tiores fiunt, magis periculosæ : quocumque
autem modo intermittant, quod sine periculo sint significat.*

Est-ce que les fièvres ataxiques intermittentes
n'avoient pas lieu chez les anciens ? Quelle cause
a pu les leur faire méconnoître ?

I V.

Pourquoi les anciens ne parlent-ils point de la
fièvre muqueuse continue ? Pourquoi est-elle

encore si méconnue par des médecins de nos jours, quoiqu'elle ait été si bien signalée dans le dernier siècle, par les écrits de *Sarcóne*, de *Rœderer* et *Wagler*, de *Stoll* et de M. le professeur Pinel.

V.

Quelle place doit-on assigner dans un cadre nosologique, à la fièvre que *Sydenham* a observée à Londres en 1685, et dont il a donné l'histoire générale dans l'écrit intitulé : *Schedula monitoria de novæ febris ingressu* ?

V I.

Que doit-on penser du traitement que Sydenham prescrivoit dans cette fièvre ?

F I N.